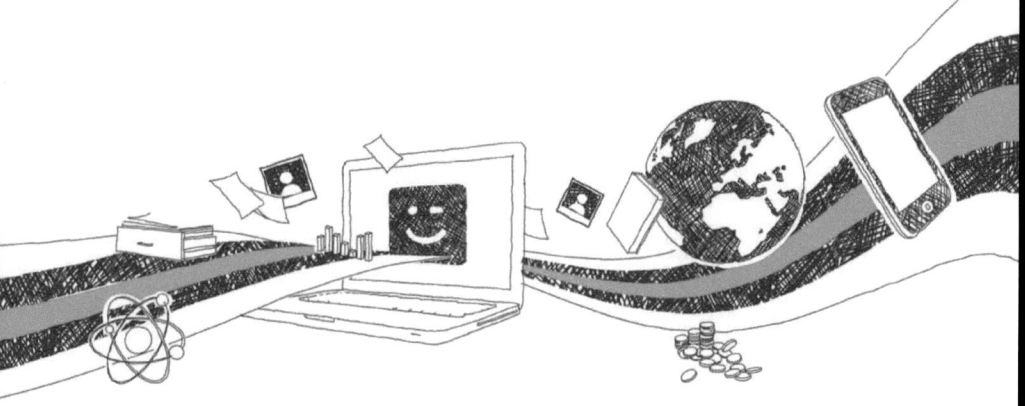
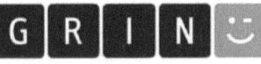

Bernt-Dieter Huismans

Die kleine Diagnostik-Therapie-Fibel bei Borrelien und Ko-Infekten für Kliniker und Praktiker

Aus dem Internet. Tabellen, Kommentare, Literatur

GRIN Verlag

Bibliografische Information der Deutschen Nationalbibliothek:

Die Deutsche Bibliothek verzeichnet diese Publikation in der Deutschen National-
bibliografie; detaillierte bibliografische Daten sind im Internet über http://dnb.d-
nb.de/ abrufbar.

Impressum:

Copyright © 2014 GRIN Verlag GmbH
Druck und Bindung: Books on Demand GmbH, Norderstedt Germany
ISBN: 978-3-656-82411-4

Dieses Buch bei GRIN:

http://www.grin.com/de/e-book/283084/die-kleine-diagnostik-therapie-fibel-bei-
borrelien-und-ko-infekten-fuer

GRIN - Your knowledge has value

Der GRIN Verlag publiziert seit 1998 wissenschaftliche Arbeiten von Studenten, Hochschullehrern und anderen Akademikern als eBook und gedrucktes Buch. Die Verlagswebsite www.grin.com ist die ideale Plattform zur Veröffentlichung von Hausarbeiten, Abschlussarbeiten, wissenschaftlichen Aufsätzen, Dissertationen und Fachbüchern.

Besuchen Sie uns im Internet:

http://www.grin.com/

http://www.facebook.com/grincom

http://www.twitter.com/grin_com

Die kleine

Diagnostik - Therapie - Fibel
bei Borrelien und Ko - Infekten
für Kliniker und Praktiker

aus dem Internet

Tabellen, Kommentare, Literatur

von

Dr. med. Bernt-Dieter Huismans

Internist, Umweltmedizin

23.10.2014

Abstract

Diagnostik
Die Diagnose wird klinisch gestellt

→ http://www.xerlebnishaft.de/symptomatik_lyme.pdf
→ http://www.xerlebnishaft.de/symptomatik.pdf
→ http://www.erlebnishaft.de/kommentalternativ.pdf

Systemische Immundefekte

→ http://www.xerlebnishaft.de/defizienzspektrum.pdf
→ http://www.xerlebnishaft.de/complement.pdf http://www.xerlebnishaft.de/kommentinhalt_zell.pdf
→ http://www.erlebnishaft.de/laboruntersuchungen.pdf
→ http://www.erlebnishaft.de/kommentstoffwparam.pdf

Krankheits – Erregerspektrum

→ http://www.xerlebnishaft.de/infektursachenspektrum.pdf
→ http://www.erlebnishaft.de/staphylococcusaureus.pdf

Direktnachweis Borrelien

→ http://www.erlebnishaft.de/borrelien_direktnachweis.pdf

Indirekt – Nachweis Borrelien

→ http://www.xerlebnishaft.de/serollyme.pdf
→ http://www.erlebnishaft.de/dauerheilung.pdf

Therapie
Intensivbehandlung

→ http://www.xerlebnishaft.de/management_nach_zeckenkontakt.pdf
→ http://www.kabilahsystems.de/gegen.pdf
→ http://www.kabilahsystems.de/kommentkontrollunters.pdf
→ http://www.xerlebnishaft.de/mitochondrien.pdf
→ http://www.xerlebnishaft.de/immunsubpression.pdf
→ http://www.kabilahsystems.de/diaetblatt.pdf http://www.xerlebnishaft.de/diaet.pdf

Kombinationsbehandlung

→ http://www.kabilahsystems.de/antibiosetherapieplan.pdf
→ http://www.xerlebnishaft.de/antibiosetherapie.pdf
→ http://www.kabilahsystems.de/probiotika.pdf
→ http://www.kabilahsystems.de/entgiftung.pdf
→ http://www.kabilahsystems.de/ph.pdf
→ http://www.xerlebnishaft.de/phytotherapie.pdf
→ http://www.kabilahsystems.de/pflanzlicheantimikrobiotika.pdf
→ http://www.kabilahsystems.de/schmerz.pdf
→ http://www.kabilahsystems.de/immunsti.pdf
→ http://www.kabilahsystems.de/biogeneamineundpeptide.pdf
→ http://www.xerlebnishaft.de/vitamine.pdf
→ http://www.xerlebnishaft.de/elektro_spur_ph.pdf
→ http://www.kabilahsystems.de/ungesaettfetts.pdf
→ http://www.kabilahsystems.de/q10_und_l.pdf
→ http://www.kabilahsystems.de/polyphenole.pdf
→ http://www.kabilahsystems.de/hyperkoagulation.pdf
→ http://www.kabilahsystems.de/bakt-stabilis_entwaff.pdf
→ http://www.kabilahsystems.de/adjuvantien.pdf http://www.kabilahsystems.de/antizyt-chem.pdf

Langzeitbehandlung bei chronischem Verlauf

1. **Langzeit – Therapie** (mindestens 3 Monate, besser 6 Monate Dauerantibiose)
2. **Intervall – Therapie** bzw. **Sequenz – Therapie** (Langzeit – Antibiose mit festfrequenten Behandlungspausen)
3. **Patientenadaptierte Intervall – Therapie** (Symptom adaptierte Dauerantibiose bei Krankheitsrückfällen oder Neuerkrankungen)
4. **„Watschen" – Therapie** (bei akuten Krankheitsrückfällen: Stoß – Therapie mit einer Antiinfektiva-Kombination, wie sie früher bereits hilfreich war, über mindestens 3 oder 7 Tage)

→ http://www.kabilahsystems.de/antibiotika_langzeit.pdf
→ http://www.erlebnishaft.de/dauerheilung.pdf

Spezielle Therapieerfolgs – Hindernisse

Wahl ungeeigneter Antimikrobiotika

Betalaktam - Antibiotika, z.B. Ceftriaxon bei resistenten Bakterien (partiell bei Borrelien ∵ und i.d.R. bei allen Borreliose – Ko-Infektionen), bei Protozoen und bei Viruspersister – Aktivitäten.

Bakterielle Stealth- bzw. Dauer – Formen, Bakterien Persister

→ http://www.erlebnishaft.de/stressvar1.pdf
→ http://www.erlebnishaft.de/stressvar2.pdf
→ http://www.xerlebnishaft.de/trotzantibiosepat.pdf
→ http://www.erlebnishaft.de/trotzantibiosetier.pdf

Biofilme

→ http://www.erlebnishaft.de/biofilmmed.pdf
→ http://www.xerlebnishaft.de/quorum.pdf

Intrazellulärer Aufenthalt von Krankheitserregern

Chlamydien etc.

→ http://www.kabilahsystems.de/chlamydia_pneumoniae.pdf
→ http://www.xerlebnishaft.de/borrel_inflam_lymphom_neopl.pdf

Obligat intrazelluläre Krankheitserreger	**Fakultativ** intrazelluläre Krankheitserreger
Chlamydia spp, Coxiella burnetii, Ehrlichia spp, Erwinia spp, Rickettsia spp, Parachlamydia spp Mycobakterium leprae, Tropheryma Whipelei, Waddlia etc.	Borrelia spp, Treponemen, Leptospiren, Bartonellen, Mycoplasmen, Brucella spp, Legionella spp, Listeria spp, Mycobacterium spp, Neisseria spp, Salmonella spp, Shigella spp, Yersinia spp, Babesia spp, Toxoplasma, Protomyxzoa spp, Trypanosomen, Streptokokken spp, Candida etc.

→ http://www.xerlebnishaft.de/bakt_pathogenitaetsfaktoren.pdf
→ http://www.xerlebnishaft.de/krebsstammzelltherapie.pdf

Biologisches Grundlagenwissen

→ http://www.xerlebnishaft.de/kommentinhalt.pdf

Inhaltsverzeichnis

Tabellenverzeichnis

1 Diagnostik

1.1 Die Diagnose wird klinisch gestellt

„Chronische Borreliose" ist eine Multiinfektionskrankheit an einem immun-geschwächten Wirt Symptom – Auswahl	Borrelien	Chl. pneumoniae	Chl. trachomatis	Mykoplasmen	Bartonellen	Ehrlichien	Rickettsien	Yersinien	Babesien	EBV Virus	Coxsackie Virus
	O	O	O	O	O	O	O	O	O	O	O
Glieder-, Sehnenschmerzen	•				•			•		•	
Muskelschmerzen	•				•			•		•	
Gelenkschmerzen	•				•			•			
Gedächtnis- Konzentrationsstör.	•			•							
Kopfschmerzen	•				•			•			
Übelkeit, Erbrechen								•		•	
Gehirnentzündung	•										
Müdigkeit, Erschöpfung	•				•			•		•	
Fiebriges Gefühl	•				•			•			
Schüttelfrost, Zittern	•		•		•						
Grippesymptome	•				•						
Bauchschmerzen	•							•			
Durchfall								•			
Gelbsucht									•	•	
Leberwerte erhöht									•	•	
Milzvergrößerung				•						•	
Dunkler Urin									•	•	
Wasserlassen mit Juckreiz			•								
Sehen verschlechtert	•										
Herzbeschwerden	•							•			•
Husten		•		•							
Lungenentzündung	•	•		•							
Blutarmut									•		
Hautausschlag				•							
Haut-Einblutungen							•				
Lymphknotenschwellungen			•				•			•	
Rachenmandeln belegt, Zahnprobl.			•							•	

charakteristische Symptome

→ http://www.xerlebnishaft.de/symptomatik_lyme.pdf
→ http://www.xerlebnishaft.de/symptomatik.pdf
→ http://www.erlebnishaft.de/kommentalternativ.pdf

1.1.1 Labor

<table>
<tr><th colspan="4">Laboruntersuchungen SUCHTESTS, ROT = Basisuntersuchungen,
O = SCHWARZ = ergänzende Untersuchungen</th></tr>
<tr><td>Borrelien</td><td>Chlamydien</td><td colspan="2">Stoffwechselparameter</td></tr>
<tr><td>O Borrelien Elispot LTT</td><td>O Chlamydia pneum. Elispot LTT</td><td></td><td></td></tr>
<tr><td>O Borrelien IgG, IgM EIA
O Borrelien IgG, IgM Blot</td><td>O Chlamydia pneum. IgG und IgA Antikörper</td><td></td><td></td></tr>
<tr><td></td><td>O Chlamydia trachomatis Elispot LTT</td><td></td><td></td></tr>
<tr><td>Ehrlichien</td><td>O Chlamydia trachomatis Antikörper</td><td></td><td></td></tr>
<tr><td>O Ehrlichien Elispot LTT</td><td>Mykoplasmen</td><td></td><td></td></tr>
<tr><td>O Ehrlichien IgM und IgG Antikörper</td><td>O Mykoplasmen IgG und IgA Antikörper</td><td></td><td></td></tr>
<tr><td>Bartonellen</td><td>Yersinien</td><td></td><td></td></tr>
<tr><td>O Bartonellen IgG Antikörper</td><td>O Yersinien Elispot LTT</td><td colspan="2">Reizdarm Syndrom, leaky gut, Dysbiose</td></tr>
<tr><td></td><td>Rickettsien</td><td></td><td></td></tr>
<tr><td>Protozoen</td><td></td><td colspan="2">O STUHL:</td></tr>
<tr><td>O Babesien IgG Antikörper</td><td>„Organprofil"</td><td colspan="2">Hormone und Chaperone</td></tr>
<tr><td></td><td>O BB gr, GOT, GPT, AP, Che, Bili, Amylase, Lipase, CK, Krea., Harns., K, TSH basal</td><td></td><td></td></tr>
<tr><td></td><td>Sonstige</td><td></td><td></td></tr>
<tr><td></td><td></td><td colspan="2">Argininstoffwechsel und Neurotransmitter</td></tr>
<tr><td>Nematoden, Filarien</td><td>Virusarten</td><td></td><td></td></tr>
<tr><td></td><td></td><td colspan="2">Immunität, Allergie, Humangenetik</td></tr>
<tr><td>Streptokokken, Staphylokokken</td><td>Autoimmunitätskrankheit</td><td></td><td></td></tr>
<tr><td>Harnwegsinfekt</td><td></td><td colspan="2">O CD3-/CD57+ Zellen</td></tr>
<tr><td></td><td></td><td colspan="2">Mykobakterien-Hist.</td></tr>
</table>

→ http://www.erlebnishaft.de/laboruntersuchungen.pdf

Borrelien	Chlamydien	Stoffwechselparameter
O Borrelien Elispot LTT O oder SpiroFind-Test	O Chlamydia pneum. Elispot LTT	O CRP O Procalcitonin (PCT)
O Borrelien IgG, IgM EIA O Borrelien IgG, IgM Blot	O Chlamydia pneum. IgG, IgM und IgA Ak O Chlamydien PCR	O Löslicher Ferritinrezeptor, Selen, Zink, Folsäure, Vitamin B12, HbA1c
O Borrelien PCR multiplex O Erregerkultur+ n. 3d: PCR O Hautbiopsat, Histologie O Mikroskopie Focus float.	O Chlamydia trachomatis Elispot LTT	O Th1-Th2-Balance O Cholecalciferol = Vit.D3 (aktives Vitamin D), Vitamin E O Intrazelluläres ATP
Ehrlichien	O Chlamydia trachoma. IgG, IgM, IgA Antikörper	O Homocystein (Methyl- Zycl.) O Spermidin (end.meth.- Zycl.)
O Ehrlichien Elispot LTT O Ehrlichien PCR	Mykoplasmen	O Anti SA, Anti CCP [APCA – Anti-citrulinated Peptide Antibod.]
O Ehrlichien IgM und IgG Antikörper	O Mykoplasmen IgG, IgM und IgA Antikörper	O ANA –Suchtest O ENA AK (extrahierb. nucl. AK)
Bartonellen	Yersinien	O Neopterin (bakt. Dauerform.)
O Bartonellen IgG Antikörper	O Yersinien IgG, IgA AK O Yersinien Elispot LTT	Reizdarm Syndrom, leaky gut, Dysbiose
O Bartonella PCR O VEGF vasc.endoth.growth fact	Rickettsien	O URIN: Lactulose- Mannitol-Test (leaky gut)
Apicomplexa O Protomyxzoa rh. Blastocystis hom.	O Rickettsien IgG AK O Rickettsien PCR	O STUHL: Florastatus (Bakt., Hefen, pH, Pilze, Chlost. Diffic., Yersin., Wurmeier)
O Babesien IgG AK	„Organprofil"	Hormone, Chaperone
O Babesien - PCR O Babesien - FISH	O BB gr, GOT, GPT, AP, Che, Bili, Amylase, Lipase, CK, Krea., Harns., K, Na, Mg, TSH basal, Quick, PTT	O Cortison (3 mal, alle 30 Min. gesammelter Morgenspeichel) O BH4 Tetrahydrobiopterin
O Mikroskopie Babesien, Leishmanien (Dicker Tropfen in Frühstadien)	O TPHA (Suchtest Syphilis) O Gonokokken Antikörper	O DHEA, Progesteron, Oestradiol, Testosteron (3 mal, alle 30 Minuten gesammelter Morgenspeichel)
O Toxoplasma Antikörper	O HIV-Test (AIDS-Test, schriftl. Einverständnis des Pat.)	Argininstoffwechsel, Neurotransmitter
Nematoden, Filarien	Virusarten	O Carbonylproteine (NO-Str.)
O Trichinen Antikörper O Zwergfadenwurm ELISA oder PCR (bei Eosinophilie, IgE!)	O EBV (Epstein-Barr - Virus) O EBV Elispot LTT O HSV (Herpes simplex – V.)	O URIN: Citrullin, pH- Profil, 3-Nitrotyrosin, (Nitrostress) 5-hydr.-Indolessigsäure (Neuro.)
O Nematoden Antikörper O Filarien AK (Tropenaufent.)	O CMV (Cytomegalie - Virus) O CMV Elispot LTT	Immunität, Allergie, Humangenetik
Schwermetalle, Toxine	O Coxsackie (Virus)	O GST-A, P450, NAT2 (PCR)
O Al, Cd, Pb, Hg, Cu, Kreatinin, Porphyrine	O Parvovirus B19 O Zoster,Borna,Mas.,Röt.	O Gesamteiw. / Elektrophorese O va.nt CJD-Test Kreutzfeldt
Streptokokken, Staphylokokken	Autoimmun- Krankheiten	O C3a, C4a Komplement O P53 (Wächter des Genoms)
O ASL-Titer O Antistaphylokokken-Titer	O Hepatitis Serologie O Nagalase (Tu.. chr.Infekt)	O HLA-DR1-4, HLA-B27 (gen. Marker rheumatoide Arthritis)
Harnwegsinfekt etc.	O SLE (Syst. Lupus eryth.)	O CD3-/CD57+ Zellen
O URIN Streifen: pH, Ery, Leuk O URIN Mycotoxinnachweis	O APS (Antiphosphol. - Sy.) O ANCA (Anti - Neutrophile cytoplasmatische AK) TGF-ß	Mykobakterien-Histolog. O Mykobakterien Assay

→ http://www.xerlebnishaft.de/defizienzspektrum.pdf http://www.erlebnishaft.de/laboruntersuchungen.pdf
→ http://www.xerlebnishaft.de/complement.pdf http://www.xerlebnishaft.de/kommentinhalt_zell.pdf

1.1.1.1 Krankheitserreger Spektrum

Infekt-Ursachen bei chronischen Multisystemkrankheiten

Virusarten	Listerien
Coxsackie Virus	Haemophilus influenzae
Epstein Barr Virus	Franzisellen
Herpes Virus Arten	Shigellen
Cytomegalie Virus	Meningokokken
Hepatitis C Virus	Coxiellen, Yersinien
Masernvirus	Spirochäten
Poliovirus	Borrelien
Varizellen Zoster Virus	Leptospiren
Enterovirus	Treponemen
Parvo B19	Protozoen, Apicomplexa
Influenza Virus	Babesien
Rötelnvirus	Toxoplasmen
West Nil Virus	Plasmodien
Humane endogene Retrovirusarten	Hefen
HIV	Candida
u.a.m.	Pilze
Bakterien	Cryptokokken
Bartonellen	Cocccidien
Chlamydien	Histoplasmen
Mykoplasmen	Prione
Anaplasmen / Ehrlichien	Variant Creutzfeldt-Jakob
Rickettsien	Parasiten
Streptokokken	Blastocysten, Mikrofilarien
Atypische Mykobakterien (MOT)	Taenien

→ http://www.xerlebnishaft.de/infektursachenspektrum.pdf
→ http://www.erlebnishaft.de/staphylococcusaureus.pdf
→ http://www.xerlebnishaft.de/mitochondrien.pdf

1.1.1.1.1 Direkt-Nachweis Borrelien

Kultur

PCR-Verfahren

Bakterien-Kultur + PCR Verfahren

Videomikroskopie

Histologie

(Fluoreszenz-) Videomikroskopie + Immun - Histochemie

- → http://www.erlebnishaft.de/borrelien_direktnachweis.pdf
- → http://www.erlebnishaft.de/borrelien_direkt.pdf
- → http://www.xerlebnishaft.de/expand_koch_post.pdf

1.1.1.1.1.1 Indirekt-Nachweis Borrelien

Die **Borrelien Westernblot + ELISA Serologie** hat eine **Spezifität von ~99%** gegenüber den Krankheits-Erreger-Varianten im Test-Set und eine **Sensitivität** (Richtig-Positiv-Rate, **Trefferquote**) **von ~43%** gegenüber den Krankheits-Erreger-Varianten im Test-Set. Im Test-Set nicht enthaltene Varianten bleiben unentdeckt.

Pro: „Die Behauptung von Wilske et al (2007), dass bei einer Lyme-Borreliose im Stadium III stets Sero - Positivität vorläge, stützt sich ... ausschließlich auf die Arbeit 1 und 2". Die Literatur enthält jedoch zahlreiche andere Publikationen, die der Ansicht von Wilske entgegenstehen und belegen, dass **bei der Lyme-Borreliose Stadium III Sero - Negativität häufig** vorkommt" (Berghoff W. 2014)

http://www.praxis-berghoff.de/dokumente/berghoff30062014_2/Kapitel_22-2_Serologie_im_Spaetstadium.pdf

Contra: Literatur 1, 2, 3 „Derzeit haben wir **Nachweisraten für Serum-Antikörper** von 20-50% bei der lokalisierten Form der Infektion, 70-90% in der frühen disseminierten Form der Erkrankung und nahezu **100% bei** der späten **Krankheits-form** (Stadium III)". (Wilske B, Fingerle V et al. 2007)

http://www.ncbi.nlm.nih.gov/pubmed/17266710

- → http://www.erlebnishaft.de/kommentserollyme.pdf
- → http://www.xerlebnishaft.de/serollyme.pdf, http://www.xerlebnishaft.de/west.pdf
- → http://www.erlebnishaft.de/dauerheilung.pdf

Persistierende Borrelien IgM-Titer

Pro: „... haben wir eine Zellpopulation identifiziert, die für die IgM-Produktion im Knochenmark verantwortlich ist, und dass diese Zellpopulation eine neue Eigenschaft von IgM darstellt, nämlich die Aufrechterhaltung einer **langfristigen Immunität** während einer **intrazellulären Infektion** mit Bakterien".	Contra: Bei der chronischen Lyme Borreliose ist der Nachweis von IgM Antikörpern eigentlich immer ein **falsch positives Ergebnis.**

Persistierende Borrelien **IgM-Titer sind ein aktuelles Zeichen der intrazellulären Immunabwehr.** Bei der chronischen Borreliose sind **Autoimmun – Mechanismen eher selten.** Eine **positive Serologie zeigt an, dass der Patient infiziert wurde und dass er noch infiziert ist.** Halbwertszeiten der Antikörper in vivo beachten!

→ http://www.erlebnishaft.de/kommentserolverllyme.pdf

Positive Borrelien - Serologie trotz Antibiose, Antikörperkinetik

Pro: Eine **Positive Borrelien – Serologie trotz Antibiose ist ein** Zeichen von **Borrelien – Persistenz.**	Contra: „... sogenannte "positive" Immunoblots aus Gelenk-flüssigkeit können zu unangemessenen Antibiotika Behandlungen und zu Verzögerungen bei der Diagnostik von anderen Gelenkerkrankungen führen". Es seien **Memory-Zellen** oder **Neuinfektionen**, keinesfalls sei es ein Zeichen von Krankheitserreger-Persistenz.

→ http://www.erlebnishaft.de/kommentserolverllyme.pdf
→ http://www.xerlebnishaft.de/serollyme.pdf
→ http://www.erlebnishaft.de/dauerheilung.pdf

Zelluläre Immunitätsmarker

CD57, LTT, TH1/TH2 Balance, Eosinophilie, TLR1-2-3-7-13-17, HLA, P53

→ http://www.xerlebnishaft.de/kommentinhalt_zell.pdf
→ http://www.xerlebnishaft.de/defizienzspektrum.pdf
→ http://www.xerlebnishaft.de/mitochondrien.pdf

CD57 natürliche Killerzellen bei Borreliose und Ko-Infektionen

Pro: Die Normalisierung der Anzahl von CD57+-T-Zellen wird als **möglicher Indikator des Therapieerfolges** angesehen. Der Indikator ist nicht borrelien-spezifisch.	**Contra:** Die Verminderung der Anzahl von CD57+-T-Zellen ist **nicht typisch für eine chronische Lyme-Borreliose.**

Die Untersuchung einer CD57-Expression **ergänzt die serologische Borrelien- und Ko-Infektions– Diagnostik** und die ergänzenden **Funktionstests** wie Elispot LTT® oder LTT-Test oder Th1/Th2 Balance.

→ http://www.erlebnishaft.de/kommentcd57.pdf
→ http://www.erlebnishaft.de/cd57.pdf

Interferon Gamma Test, Elispot LTT bzw. T – Zell Spot, Lymphozyten-Transformationstest Borrelien

Pro: Im Interferon Gamma Test, dem Elispot LTT werden durch die Bestimmung der Zytokin – Produktion die **Quantität und die Qualität einer T – Zell - Immunantwort zeitnah** dokumentiert.	**Contra:** Der Interferon Gamma Test, der Elispot LTT ist **bisher nur für die Verlaufskontrolle der Tuberkulose evaluiert.**

Der Interferon Gamma Test, der Elispot LTT, T – Zell Spot – Test **ergänzt** bei chronischer Lyme-Borreliose und bei Ko-Infektionen **die serologische Diagnostik und** das Ergebnis der **CD57-Expression.**

→ http://www.erlebnishaft.de/kommentltt.pdf
→ http://www.erlebnishaft.de/ltt.pdf

TH1/TH2 Balance

Th1-Dominanz vermittelt einen **chronischen Entzündungszustand.**

Th2-Dominanz begünstigt **allergische Reaktionen.**

Der **Th17** Reaktionsweg unterdrückt die Th1-Reaktionen und **chronifiziert Entzündungsprozesse.**

Eosinophilie

Haupt-Ursache einer Eosinophilie sind **Allergien (Atopie)**, speziell IgE-bedingte allergische Reaktionen. Weitere Ursachen sind **Parasiten** (z. B. Leberegel, Nematoden [Therapie: Pyrantel (z. B.Helmex®), Albendazol (z. B. Eskazole®), Mebendazol (z. B. Vermox®)] oder Ektoparasiten), **Pilze** oder **Fremdkörper** oder **Neoplasien** z.b. Mastzelltumore (selten auch Lymphome). Oft ist eine Eosinophilie aber auch ein Anzeichen von beginnender Genesung ("**die Morgenröte der Genesung**").

Multiple-Allergie wird als Multiple Chemical Sensitivity - auch als MCS bezeichnet - oder auch als chemische Verletzung, Chemical Sensitivity, als eine Umweltkrankheit.

➔ http://www.xerlebnishaft.de/eosinophilie.pdf

TLR2-1-3-7-13

Toll-ähnliche Rezeptoren, TLR, toll-like receptors sind die **Pattern Recognition Receptors**, die PRRs der innate immunity, die Mustererkennungssysteme des angeborenen Immunsystems.

➔ http://www.erlebnishaft.de/TLR2_1_3_7_13.pdf

HLA

Das **humane Leukozytenantigen-System** (HLA-System). HL-Antigene sind eine Gruppe menschlicher Gene, die für die Funktion des Immunsystems von zentraler Bedeutung sind.

➔ http://www.xerlebnishaft.de/genetische_faktoren.pdf

P53

Das **Tumorsuppressorprotein P53** sorgt dafür, dass sich eine Zelle nur dann teilt, wenn ihr Erbgut auch intakt ist. Dies ist bei einer Tumorzelle nicht der Fall. Dann zeigt p53 seine zwei Hauptwirkungen: bei reparablen Schäden Zellzyklus-Arrest (Anhalten der Zellteilung), bei irreparablen Schäden Einleitung der Apoptose (Zelltod).

➔ http://www.erlebnishaft.de/p53.pdf

2 Therapie

2.1 Intensivbehandlung

Bei nicht angesaugter Zecke

1. **Antibiose bei pathologischem Laboruntersuchungsergebnis der Zecke**

2. **Information des Patienten** über notwendigen Arztkontakt nach 30 Tagen, über mögliche Ko-Infektionen, über Darmschutz während einer Antibiose und über die Möglichkeiten sich vor weiteren Zeckenstichen zu schützen.

Bei angesaugter Zecke

1. **Sofort Medikamenten-Einnahme** wie unter Erythema migrans oder 2 x 1 Doxycyclin 100 – 200 mg / Tag über mindestens 20 Tage

2. **Borrelien - Serologie** (ELISA und Blot) akut, bei unauffälligem Labor-Ergebnis Kontrolle nach 30 Tagen.

3. **Information des Patienten** über einen notwendigen Arztkontakt nach 30 Tagen, über mögliche Ko-Infektionen, über Darmschutz während einer Antibiose und über die Möglichkeiten sich vor weiteren Zeckenstichen zu schützen.

→ DBG ILADS / IDSA

Bei Erythema migrans

1. **Anamnese, körperliche Untersuchung, Laboruntersuchungen, bildgebende Verfahren, Foto - Dokumentation!**

2. **Sofort Einnahme** von 2 x 1 Doxycyclin 100 – 200 mg / Tag oder 2x 1 Minocyclin 100 mg / Tag plus Azithromycin 500 oder 600 mg 3 X / Woche, z.B. Mo., Mi., Fr. plus Artemisia annua intense 600 oder 800 pro Tag über **mindestens 40 Tage** (eine Quarantana, eingeführt 1374 in Venedig) **oder über 60 Tage**. Einwilligungserklärung.

3. **Adjuvante Therapie:** Darmschutz, Mitochondrien Schutz, Stoffwechsel – Unterstützung, symptomatische Therapie je nach Bedarf.

4. **Kontrolluntersuchungsprogramm nach Plan**

5. **Information des Patienten** über Ko-Infektionen, die eventuelle Langwierigkeit der Erkrankung, die Wahrscheinlichkeit der Chronizität der Infektion und über mögliche Krankheits-Rückfälle und über mögliche Schutz-Maßnahmen vor Zeckenstichen.

→ DBG ILADS / IDSA

Bei chronischer Borreliose und Ko – Infektionen

1. **Anamnese, körperliche Untersuchung, Laboruntersuchungen, bildgebende Verfahren, evtl. Foto - Dokumentation**

2. **Diskussion über das Ergebnis von Anamnese, körperlicher Untersuchung, Laboruntersuchungen und Zusatz-Untersuchungen, über die Risiken einer Behandlung im Allgemeinen und über das Für und Wider einer Langzeit – Antibiose einschließlich der Besprechung von notwendigen, die Therapie ergänzenden Maßnahmen. Evtl. Ansprechen von Verhaltensweisen des Patienten im Umgang mit sich selbst. Einwilligungserklärung Info Dauerheilung**

3. **Individueller Behandlungsplan über zunächst jeweils 45 oder 60 Tage.**

4. **Kontrolluntersuchungs - Termine**

5. **Information des Patienten** über die Ko-Infektionen, über Darmschutz und Mitochondrien-Schutz während der Antibiose und über die Möglichkeiten sich vor weiteren Zeckenstichen schützen zu können

6. **Information zu DBG ILADS / IDSA Standpunkte und Perspektiven**

→ http://www.xerlebnishaft.de/management_nach_zeckenkontakt.pdf

Bei Kontraindikationen http://www.xerlebnishaft.de/phytotherapie.pdf

→ http://www.kabilahsystems.de/gegen.pdf

Bei Patienten mit **Multisystemerkrankungen durch Krankheitserreger** findet man in der Regel **mehrere Infekte**, die als Ursachen für die Erkrankung infrage kommen, **Misch-Infektionen**.

Für Antibiotika-Kombinationen speziell bei Misch-Infektionen:
1. Erweiterung des Wirkungs-Spektrums
2. Wirkungs-Synergismus
3. Verhinderung der Entwicklung von Antibiotika-Resistenzen

Gegen Antibiotika-Kombinationen:
1. Wirkungs-Antagonismus gelegentlich
2. Toxizität
3. Interaktion mit anderen Medikamenten
4. Kosten

Behandlungsverlauf

Alle zwei Wochen Kontrolluntersuchungen beim Hausarzt

STANDARD BLUT – Untersuchungen

Kleines Blutbild, GOT, GPT, GGT, Kreatinin, Na, K, Ca, Mg, Blutdruck

STANDARD BILDGEBENDE – Verfahren

EKG – bei der Einnahme von Makroliden, Quensyl, Chinin, **QTc-Zeit** nicht länger als 440 Millisekunden

---

Zusätzliche SPEZIAL – Untersuchungen

Bei Infusionen mit Ceftriaxon **alle 4 Wochen Oberbauch-Sonographie** (Gallenblase)
Bei der Einnahme von Hydroxychloroquin (Quensyl) **alle 3 Monate Augenarzt**

Zusätzliche STUHL – Untersuchungen

Bei Stuhlgangs – Problemen **Stuhl auf pathologische Erreger, Pilze, Wurmeier**
Bei Harnwegs – Problemen **Urin-Streifentest**

➔ **Alle zwei Monate Kontrolluntersuchung im infektiologischen Zentrum**

STANDARD – Untersuchungen   (Labor bitte zehn Tage vor diesem Besprechungstermin veranlassen)

Elispot LTT – Tests + CD57 natürliche Killerzellen, (evtl. C3a Komplement etc.)

➔ **Patienten-Arzt Gespräch, Dauer mindestens 30 Minuten**

➔ http://www.kabilahsystems.de/kommentkontrollunters.pdf

Mitochondrien

Mitochondrien haben umfangreiche Stoffwechselfunktionen, sie produzieren 30 Mal mehr **ATP (Adenosintriphosphat)** als es während der Glykolyse, der **Gärung** entsteht. **ATP ist die wichtigste energetische Währung der zellkernhaltigen (eukaryonten) Lebewesen.**

➔ http://www.xerlebnishaft.de/mitochondrien.pdf   http://www.xerlebnishaft.de/krebsstammzelltherapie.pdf

Autoimmunkrankheit

Autoimmun heißt ein **schwerwiegender Krankheitsverlauf** der als überschießende Reaktion des Immunsystems gegen körpereigenes Gewebe verstanden wird. **Immunsuppressive Therapien** sind nach einem sicheren **Ausschluss einer Infektionsursache** gerechtfertigt.

➔ http://www.xerlebnishaft.de/immunsubpression.pdf

Ernährung, Flüssigkeit, körperliche Bewegung, Mund- / Zahnpflege, Stressnormalisierung

---

➔ http://www.kabilahsystems.de/diaetblatt.pdf
➔ http://www.xerlebnishaft.de/diaet.pdf

2.1.1 Kombinationsbehandlung

Antibiotika Grupen	Medikament	Borre-lien	Barto-nellen	Yersi-nien	Babesien Proto myxo a	Chlamydien	Myko-plas-men	Ehrlic hien	Myco-bakterien "MOT"	Toxo-plas-men	Morgellen	Virus-arten
Keine Monotherapie!	Ceftriaxon	X*	x									
Betalactame	Cefuroxim	K*		X*								
	Amoxycillin	X	X*									
Makrolide	Azithromycin	X* X*	X*	X	X	X*	X*	X*	X	X	x*	x
	Clarithromyc.	K*				x			x			
Lincosamide	Clindamycin				X X				X			
Tetrazykline	Min.-/Dox.-/T.	X* X*	X*	X	X	x	X	X	X	X	X*	x
Ansamycine	Rifampicin		X*		X	x	X	X	x			
Chinolone	Levofloxacin			X X		X	X	X				
	Ciprofloxacin		X			X		x				
Vitamin-antagonisten	Cotrim Rat.®	K*	X*	X	X	X	X	X	X	X	X*	
	Dapson®						X		X			
Antimetabo-lite	Sulfadiazin					x			X			
	Daraprim®								X			
Antiprotozoik	Malarone®				X				x			
Lysosomo-tropica	Artemisia +	X* X*	X*	X	X	X*	X	X	X	X	X*	X
	Hydr.chloroq.	X* X*	X*	*	X	x	x	x	*	*	X*	*
Nitroimidaz.	Metronidazol	X			X	x					X*	
Antimycotica	Fluconazol	X									X*	
Antihelmintika	Mebendazol										X*	
Virustatika u.	Inosiplex	*	*	*	*	*	*	*	*	*	*	X X
Phenothiazine	Valaciclovir											X
pH	Lactulose	x	x	x	x	x	x	x	x	x	x	x
Phyto	Phytother. 1	X*	x	x	x	X*	x	x	x	x	x	x
Standard	Phytother. 2	X	x	x	x	X	x	x	x	x	x	x
	Pyrazinamid		.		.	.	.	.	X			
	Methylenblau	.			.	.	.	.	.			
	INH				.			.				
	AmphoMoronal	.								X		
	Rifaximin		x						X			
Sonstige	Tigecyclin	.			.	.	.					
	Fidaxomicin											
	Vancomycin											
	Daptomycin											
	Phosphomycin											
	Mupirocin 2%											

Coxiellen, Franzisellen, Rickettsien ..

..........x, * Mittel der Wahl x, *..........

→ http://www.kabilahsystems.de/antibiosetherapieplan.pdf

Bakterielle Escape-Mechanismen am Beispiel der Borrelien · Bacterial escape mechanisms, eg Borrelia
Chronische Krankheitsverläufe, Beispiel Borreliose · Chronic disease processes, eg Lyme Borreliosis
Artemisinin, Lysosomotropica, Makrolide, Clindamycin, Tetrazykline, Betalactame, Rifampicin, Metronidazol,
Isoprinosine (Delimmun®), Levofloxacin, Pyrazinamid, Pentoxifyllin, Chlorpromazin, Vermox, Fluconazol,
Dapson

Siehe auch Anhang 3, Seite 29

Standard Kombinations-Antibiose	**Artemisia annua plus Tetracycline** (Minocyclin, Doxycyclin) **plus Makrolide** (Azithromycin oder Clindamycin, Chlarithromycin) mit einem individuellen Einnahme-Plan über zwei oder drei Monate mit Kontrolluntersuchungs-Plan
Zusätzliche Antibiotika nach Indikation	Isoprinosine [je über 16 Tage], Rifampicin oder **Trimethoprim/Cotrimoxazol;** Betalaktame (Ceftriaxon, Cefuroxim, Cefotaxim; Amoxicillin bei Kindern und in der Schwangerschaft) nur im Notfall oder im Krankheitsschub als Zusatzmedikament zu der o.g. Standardantibiose: Levofloxazin [10 Tage], Metronidazol [10 Tage]
➔	**Kontraindikationen beachten** http://www.kabilahsystems.de/gegen.pdf
Standard phytotherapeutische Alternativen	Bei Kontraindikationen Phytotherapie Pflanzliche Antimikrobiotika Antibiotibiose Therapie - Übersicht
➔	**Antibiotika Resistenzprüfung** http://www.erlebnishaft.de/staphylococcusaureus.pdf
Wichtige Adjuvantien	Probiotika **plus** sp. Fettsäuren **plus** Polyphenole **plus** B-Vitamine+Folsäure **plus** Q10, Carnitin,
Zusätzliche Adjuvant. nach Indikation	Elektrolyte und Spurenelemente, biogene Amine und Peptide, Vitamin D3, Schmerztherapeutika, Pentoxifyllin, Chlorpromazin, Antikoagulation
➔	**Diätblatt** http://www.kabilahsystems.de/diaetblatt.pdf **evtl.** Entgiftung, Immunstimulation

Borrelien	**Artemisia annua plus Tetracycline** (Minocyclin, Doxycyclin) **plus Makrolide** (Azithromycin oder Clindamycin; Chlarithromycin), im akuten Krankheitsschub zusätzlich zu der Standard-Antibiose: Betalaktamantibiotika (Ceftriaxon, Cefuroxim, Cefotaxim) zeitlich versetzt
Rickettsien	**Artemisia annua plus Betalaktamantibiotika** (Ceftriaxon, Cefuroxim, Cefotaxim, Amocicillin) **plus Tetracycline** (Minocyclin, Doxycyclin) plus **Makrolide** (Azithromycin oder Clindamycin; Chlarithromycin)
Leptospiren	**Artemisia annua plus Betalaktamantibiotika** (Penicillin G, Ceftriaxon, Cefuroxim, Cefotaxim, Amocicillin), **Tetracycline** (Minocyclin, Doxycyclin) **plus Makrolide** (Azithromycin oder Clindamycin; Chlarithromycin); **Amphotericin B**
Bartonellen	**Artemisia annua plus Tetracycline** (Minocyclin, Doxycyclin) **plus Makrolide** (Azithromycin oder Clindamycin; Chlarithromycin) **plus Rifampicin oder Cotrimoxazol**
Yersinien	**Artemisia annua plus Tetracycline** (Minocyclin, Doxycyclin) **plus Makrolide** (Azithromycin oder Clindamycin; Chlarithromycin); **Ciprofloxacin** [je 10 Tage]
Babesien, Protomyxzoa	**Azithromycin (oder Clindamycin) plus Malarone®** [je 10 Tage] bzw. **Wellvone-Supension®**
Toxoplasmen	**Artemisia annua plus Pyrimethamin** (Daraprim) **plus Cotrimoxazol oder** Sulfadiazin **plus Makrolide** (Azithromycin oder Clindamycin; Chlarithromycin)
Kokkzidien	**Sulfonamid plus Trimethoprim, Metronidazol oder Tinidazol**
Leischmanien	**Metronidazol** [10 Tage], **Cotrim forte oder Rifampicin plus Amphotericin B**
Malariaerreger	**Artemisia annua, Malarone®** [je 10 Tage], **Hydroxychloroquin plus Tetracycline** (Minocyclin, Doxycyclin), **Coartem®, Riamet®**
Chlamydien	**Artemisia annua plus Tetracycline** (Minocyclin, Doxycyclin) **plus Makrolide** (Azithromycin oder Clindamycin; Chlarithromycin) **plus Rifampicin oder Sulfonamid, Levofloxazin** [10Tage]
Mycoplasmen	**Artemisia annua plus Tetracycline** (Minocyclin, Doxycyclin) **plus Makrolide** (Azithromycin oder Clindamycin; Chlarithromycin), **plus Rifampicin, Levofloxazin**
Ehrlichien	**Artemisia annua plus Tetracycline** (Minocyclin, Doxycyclin) **plus Makrolide** (Azithromycin oder Clindamycin; Chlarithromycin); **plus Rifampicin; Levofloxazin** [10 d.]
Mycobakterien	**plus Rifampicin plus Pyrazinamid; Dapson** (Lepra)
Epstein Barr-, Coxsackie-Herpes-, Cytomegalie – V.	**plus** Delimmun [1 bis 2 x je 16 Tage, später alle zwei Monate über nur 5 Tage] nur bei dramatisch schwerem Krankheits-Verlauf zusätzlich **Acyclovir oder Valacyclovir**
Borna Virus	**plus** Amantadin [je 14 Tage mindestens 100 mg / Tag, Packungsbeilage beachten!]
Coxiellen	**Tetracycline** (Minocyclin, Doxycyclin) **plus Rifampicin oder Cotrimoxazol**
Chlostridien	**Vancomycin, plus Metronidazol** [10 Tage] **oder Fidaxomicin**
Campylobacter	**Makrolide** (Azithromycin oder Clindamycin; Chlarithromycin) **plus Gentamycin**
Helicobacter	**Betalaktamantibiotika** (Ceftriaxon, Cefuroxim, Cefotaxim, Amoxicillin) **plus Makrolide** (Azithromycin oder Clindamycin; Chlarithromycin) **plus Pantoprazol**
Legionellen	**Makrolide** (Azithromycin oder Clindamycin; Chlarithromycin) **plus Rifampicin; Levofloxazin** [10 Tage]
Nematoden	**Mebendazol** [6 Tage]
Leberegel	**Pyrantelpamoat, Metronidazol oder Tinidazol**
Trematoden	**Albendazol**
Fungi	**Fluconazol, Amphpmoronal®, Moronal**
Morgellen	**Tetracycline** (Minocyclin, Doxycyclin) **plus Makrolide** (Azithromycin oder Clindamycin; Chlarithromycin) plus **Mebendazol** [6 Tage separat, im Intervall], **Fluconazol** [separat, im Intervall]

➔ http://www.xerlebnishaft.de/antibiosetherapie.pdf

18

Probiotika

Probiotika sind lebende, nicht-pathogene Mikroorganismen (Bakterien oder Hefen), die seit Jahrhunderten wegen ihres potenziellen gesundheitlichen Nutzens verwendet worden sind.

Sie werden für die Prävention und die Behandlung bei einer Reihe von Krankheiten, einschließlich Durchfall, Reizdarmsyndrom und entzündlichen Darmerkrankungen vermarktet.

→ http://www.kabilahsystems.de/probiotika.pdf

Entgiftung

Zuckerstoffwechsel, pflanzliche Fraß-Abwehrstoffe, Adsorbentien und Chelate, Aminosäuren und Proteine, Metalle und Vitamine.

→ http://www.kabilahsystems.de/entgiftung.pdf

Wasserstoffionen Konzentration, PH-Wert

H2, V-ATPase, PH-Wert, Zytoskelett, Neurotoxine, Nahrungsmittel Intoleranz, irritable bowel syndrome, leaky gut syndrome, Schwermetalle, halogenierte Kohlenwasserstoffe, Gewürze, Phytotherapeutika

→ http://www.kabilahsystems.de/ph.pdf

Phytotherapie und Begleittherapien bei Langzeit-Antibiosen

Pflanzliche Antimikrobiotika, Antiphlogistika, Analgetika und Immun-Aktivierer, Psycho-Hygiene, Diät, Stoffwechsel-Supportiva, Physiotherapie

→ http://www.xerlebnishaft.de/phytotherapie.pdf
→ http://www.kabilahsystems.de/pflanzlicheantimikrobiotika.pdf
→ http://www.kabilahsystems.de/kommentmedbegleittherapie.pdf

Zur Behandlung der Symptome

Wirksubstanzen Übersicht ROT = bevorzugt GRAU = nicht bevorzugt	Fertig – Medikamente, individuell
Magnesium in Kombination	
Magnesiumzitrat, -Glutamat	
Magnesium L-Aspartat	
Ka, Na, Mg - Granulat	
Pankreas (Schwein), Trypsin, Chymotr., Bromelain, Papain, Rutosid	
Bromelain, Trypsin, Rutosid	
Acetylcystein in Kombination	
Prednison sehr niedrig dosiert	
Minocyclin	
Doxycyclin	
Boswellia serrata D3	
Teufelskrallenwurzel	
Weidenrindentrockenextrakt	
Mariendistelextrakt	
Grapefruitkernextrakt	
Aconitum napellus (extern)	
Dimethylsulfon (MSM) (extern)	
Akut: Acetylsalizylsäure 300 mg / Tag	
evtl. plus Iberogast® plus 1Tasse Kaffee	
Ibuprofen, Diclofenac	
Sulfasalazil	
Hydroxychloroquin	
Chinin	
Cyanocobalamin komb.B1, B6, Fols.	
DL-Alphaliponsäure [Polyneuropathie]	
Pregabalin	
Gabapentin	
Lidocain (extern)	
Capsaicin (extern)	
Trimipramin	
Amitryptilin	
L-Tryptophan in Kombination	
Low dose Naltrexon	
Johanniskraut Trockenextr.	
Doxylaminohydrogensuccinat	
Mohnkraut, Hafer	
Johanniskraut, Baldrian	
Tramadol	
Tilidin, Naloxon 300, 600 mg	
Morphin	
Oxycodon 10, 20, 30, 60 .. 450 mg	
Tetrahydrocannabinol	

➔ http://www.kabilahsystems.de/schmerz.pdf

Entzündung (lat. inflammatio) http://www.inflammatio.de/

Immunkompetenz ist das gelungene Gleichgewicht zwischen Entzündung und Toleranz gegenüber Umwelteinflüssen.

Marker für die Immunkompetenz

CD57+ natürliche Killerzellen http://www.erlebnishaft.de/kommentcd57.pdf
http://www.erlebnishaft.de/cd57.pdf, **CD28-positive CD8 Zellen**
TH1/TH2-Balance http://www.laborzentrum.org/dokumente/th1-th2-immunbalance.pdf
Komplement Faktoren (C, Nagalase) http://www.xerlebnishaft.de/complement.pdf
Human Leukozyten Antigen (HLA) http://www.xerlebnishaft.de/genetische_faktoren.pdf
Toll like Rezeptor (TLR) http://www.erlebnishaft.de/TLR2_1_3_7_13.pdf
P53 (Wächter des Genoms) http://www.erlebnishaft.de/p53.pdf

→ http://www.kabilahsystems.de/bakt-stabilis_entwaff.pdf

Eine Immunstimulation muss indiziert sein. Die verminderte Immunkompetenz muss vor Beginn der immunstimulierenden Behandlung dokumentiert werden.

→ http://www.kabilahsystems.de/immunsti.pdf

Biogene Amine und Peptide, Eiweiß

Eiweiß hat Schwefel (Aminosäuren: Cystein, Methionin).
Thioester-Gruppen (SH-Gruppen) **spielen im Komplement-System**
http://xerlebnishaft.de/complement.pdf **eine zentrale Rolle als Vermittler zwischen Eiweiß- und Purin- Stoffwechsel.**
Thioester und Nitroverbindungen Spermidin, L-Arginin, L-Prolin, N-Acetylcystein, Glutathion, Allicin, Sulfoxyde, Sulfonsäuren, Histone. Spezielle Peptide und Auto-Vaccine, Peptid Antibiotika, das Proteom und die Prione

L-Tryptophan und Peptidhormone

→ http://www.kabilahsystems.de/biogeneamineundpeptide.pdf

Vitamine, Elektrolyte und Spurenelemente

Wasserlösliche Vitamine, z.B.: Tetrahydrofolsäure, Vitamin B12, B-Vitamine, Nicotinsäure, Niacin
Fettlösliche Vitamine, z.B.: Vitamin D3, Vitamin E. Fettlösliche Vitamine können überdosiert werden.

→ http://www.xerlebnishaft.de/vitamine.pdf

Elektrolyte und Spurenelemente

→ http://www.xerlebnishaft.de/elektro_spur_ph.pdf

Fettsäuren

Die meisten Fettsäuren, speziell in einem PH-Bereich von 4.5 bis 6.0, einem leicht sauren Milieu, sind fungizid und antimikrobiell wirksam.

→ http://www.kabilahsystems.de/ungesaettfetts.pdf

Mitochondriale Funktionsstörungen

Mitochondriale Funktionsstörungen stehen im Focus bei den chronischen Multisystem-krankheiten und Krebs.

→ http://www.kabilahsystems.de/q10_und_l.pdf
→ http://www.xerlebnishaft.de/krebsstammzelltherapie.pdf

Polyphenole

Polyphenole sind aromatische Verbindungen; aromatisch = duftend
Sekundäre Pflanzenstoffe, Steroidhormone, Nebennierenrinden- und Geschlechtshormone der Tiere und des Menschen: Mineralokortikoide wie **Aldosteron**, Glucocortikoide wie **Cortisol**, Oestrogene wie **Oestradiol**, Gestagene wie **Progesteron**, Androgene wie **Testosteron**

→ http://www.kabilahsystems.de/polyphenole.pdf

Antikoagulanzien, Antizytokine, Antichemokine

Antikoagulativ wirkende Nahrungsergänzungsmittel: Knoblauch, Vitamin E, Fish Öl / Omega 3 Fettsäuren
Antikoagulantien (nach aufsteigender Wirksamkeit geordnet)**:** Bromelain, Wobenzym, Serrapeptase, Nattokinase, Lumbrokinase, Weidenrindenextrakt / Quercetin / Flavonoide, Heparin, Marcumar®

→ http://www.kabilahsystems.de/hyperkoagulation.pdf

Praxisrelevante ANTI- ZYTOKINE und ANTI- CHEMOKINE

→ http://www.kabilahsystems.de/antizyt-chem.pdf

Ausblick

„Eines nicht allzu fernen Tages werden wir uns vielleicht dadurch schützen, dass wir Mikroorganismen, die in uns leben, aufpäppeln, statt sie zu bekämpfen". (Wolfe N.)

→ http://www.kabilahsystems.de/bakt-stabilis_entwaff.pdf

2.1.1.1 Langzeitbehandlung bei chronischem Verlauf

Langzeit – Therapie (mindestens 3 Monate, besser 6 Monate Dauerantibiose)

Intervall – Therapie bzw. Sequenz – Therapie (Langzeit – Antibiose mit festfrequenten Behandlungspausen oder Medikamentenstrategie-Änderungen)

Patientenadaptierte Intervall – Therapie (Symptom adaptierte Dauerantibiose bei Krankheitsrückfällen oder Neuerkrankungen)

– **„Watschen" – Therapie** .[1] (bei Krankheitsrezidiven: Stoß – Therapie möglichst mit einer Antiinfektiva-Kombination die früher bereits geholfen hatte, über mindestens 3 - 7 Tage bis zum Verschwinden der akuten Symptome)

➜ http://www.kabilahsystems.de/antibiotika_langzeit.pdf

Verlauf ohne Behandlung und möglicher Verlauf mit Behandlung

„Die Lyme-Borreliose ist eine primär chronisch verlaufende Infektionskrankheit, bei der es keine Spontanheilung gibt. Die These eines „Durchseuchungstiters" im Sinne einer durchgemachten, spontan überstandenen Infektion konnte nie belegt werden und sollte heute obsolet sein."

➜ http://www.erlebnishaft.de/dauerheilung.pdf

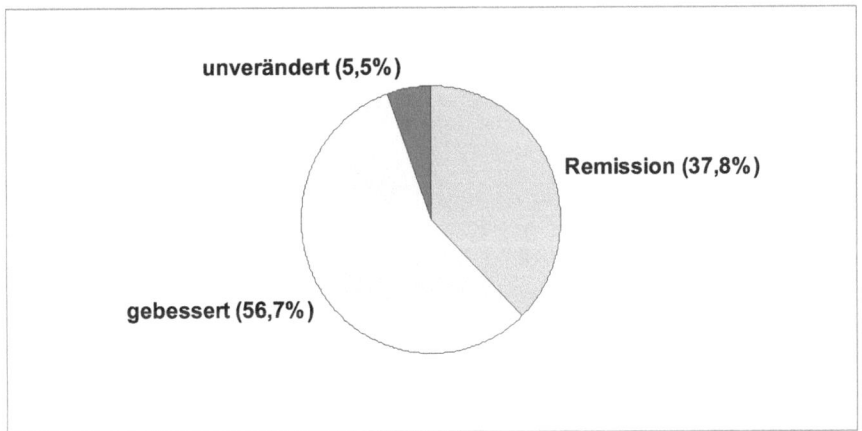

unverändert (5,5%)

Remission (37,8%)

gebessert (56,7%)

---

[1] Huismans BD, Klemann W (2014) Antibiotika Langzeit-Therapie bei chronischer Lyme-Borreliose mit DNA-Nachweis durch PCR. Intensivbehandlung, Kombinationsbehandlung, Langzeitbehandlung. Bachelor Master Publishing.
http://www.diplomica-verlag.de/gesundheitswissenschaften_94/antibiotika-langzeit-therapie-bei-chronischer-lyme-borreliose-mit-borrelien-dna-nachweis-durch-pcr-intensivbehandlung-kombinationsbehandlung-langzeitbehandlung_159733.htm

Seite 9 **„Watschen"** = süddeutscher Begriff = Ohrfeigen, Schlag mit der flachen Hand in das Gesicht des Gegners.

3 Spezielle Therapieerfolgs - Hindernisse

3.1 Wahl ungeeigneter Antibiotika

Betalaktam - Antibiotika, z.B. Ceftriaxon bei betalaktam - resistenten Bakterien (partiell bei **Borrelien** ⁻ ⁻ und i.d.R. bei allen Borreliose – Ko-Infektionen), **bei Protozoen und bei Viruspersister – Aktivitäten.**

3.1.1 Bakterielle Stealth- bzw. Dauerformen, Persister, Round bodies

L-Formen = **Sonderformen der bakteriellen Pleomorphie.** "Da viele Bakterien in ihrer klassischen Form 450 Nanometer Poren Filter passieren, sollte der Begriff **"filtrierbare Mikroben" für Varianten reserviert werden, die eine Porosität von 250 Nanometer oder weniger passieren.** Die meisten CWD (Zellwand defekte) Formen sind filtrierbar, lebensfähige Einheiten, aber dies ist nicht immer gleich, es hängt ab vom Alter der Kultur und den verfügbaren Nährstoffen." In **Mattman L. (2001)** Cell Wall Deficient Forms. Stealth Pathogens. CRC Press 3rd Edition, p.11

→ http://www.erlebnishaft.de/stressvar1.pdf
→ http://www.erlebnishaft.de/stressvar2.pdf
→ http://www.xerlebnishaft.de/trotzantibiosepat.pdf http://www.erlebnishaft.de/trotzantibiosetier.pdf

3.1.1.1 Biofilme

Biofilme sind extra- und intra – zelluläre **Schleimschichten (Filme) aus Mikroorganismen,** aus Bakterien, Virusarten, Archaeen, Protozoen, Pilzen, Virionen und Mikroalgen.

Biofilme sind „**Cities of Microbes".** Es sind **symbiogenetische Gesamt - Lebewesen** zu deren Existenz jeder einzelne der beteiligten **intrazellulären und extrazellulären** Mikroorganismen **und der Wirtszellen** auf seine eigene Art beiträgt. **Biofilme** sind **antibiotika-resistent,** im Gegensatz zu ihren frei lebenden, sogenannten **planktonischen** Varianten.

→ http://www.erlebnishaft.de/biofilmmed.pdf
→ http://www.xerlebnishaft.de/quorum.pdf
→ http://www.erlebnishaft.de/kommentbiofilmmed.pdf

3.1.1.1.1 Intrazellulärer Aufenthalt von Krankheitserregern

Obligat intrazelluläre Krankheitserreger	Fakultativ intrazelluläre Krankheitserreger
Chlamydia spp, Coxiella burnetii, Ehrlichia spp, Erwinia spp, Rickettsia spp, Parachlamydia spp Mycobakterium leprae, Tropheryma Whipelei, Waddlia etc.	Borrelia spp, Treponemen, Leptospiren, Bartonellen, Mycoplasmen, Brucella spp, Legionella spp, Listeria spp, Mycobacterium spp, Neisseria spp, Salmonella spp, Shigella spp, Yersinia spp, Babesia spp, Toxoplasma, Protomyxzoa spp, Trypanosomen, Streptokokken spp, Candida etc.

→ http://www.kabilahsystems.de/chlamydia_pneumoniae.pdf
→ http://www.xerlebnishaft.de/borrel_inflam_lymphom_neopl.pdf
→ http://www.xerlebnishaft.de/bakt_pathogenitaetsfaktoren.pdf
→ http://www.xerlebnishaft.de/krebsstammzelltherapie.pdf

Intrazelluläre Krankheitserreger
http://de.wikibooks.org/wiki/Medizinische_Mikrobiologie:_Atypische_Bakterien

4 Biologisches Grundlagenwissen

4.1 Neufassung der Henle-Koch´schen Postulate

Die Erweiterung der Henle-Koch´schen Postulate auf molekularer Ebene (nach Falkow, 1988) durch die sequenzbasierte Identifikation von Krankheitserregern:

• **Ein bestimmtes Gen** (oder Merkmal) **kommt bei Krankheitserregern vor.**

• **Eine Inaktivierung dieses Gens** (oder Merkmals) **muss zu einer Verminderung der Virulenz** (der Toxizität des Krankheitserregers) **führen.**

• **Eine Rückführung des entsprechenden Gens in die avirulente Mutante stellt die ursprüngliche Virulenz wieder her.**

➔ http://www.xerlebnishaft.de/expand_koch_post.pdf
➔ http://www.xerlebnishaft.de/bakt_pathogenitaetsfaktoren.pdf

4.1.1 Chemotaxis und horizontaler Gentransfer

Elektromagnetismus, Chemotaxis, Selbstorganisation.

➔ http://www.xerlebnishaft.de/chemotaxis.pdf
➔ http://www.erlebnishaft.de/gentransfer.pdf
➔ http://www.xerlebnishaft.de/quorum.pdf
➔ http://www.erlebnishaft.de/selbst_muster_nano.pdf

4.1.1.1 Modelle der Immunologie

Das **Selbst – Nichtselbst Modell** wurde von **Paul Ehrlich** beschrieben. Er stellte infolge seiner Experimente an Tieren das biologische Prinzip des Horror autotoxicus (Furcht vor der Selbstzerstörung) auf.
Dieses Verständnis wurde 1950 von **Sir Frank Macfarlane Burnet** durch den Begriff **Selbsttoleranz** modifiziert.
„In der **Gefahren Theorie** von **Polly Matzinger (1994)** wird beschrieben, dass das Immunsystem nicht auf fremde Substanzen reagiert, sondern auf **Situationen, die potentiell schädlich sind.**" (Monestier M (2007)

➔ http://www.erlebnishaft.de/danger_model.pdf
➔ http://www.xerlebnishaft.de/complement.pdf
➔ http://www.erlebnishaft.de/virusbaktimmun.pdf

4.1.1.1.1 Größenverhältnisse der Lebensformen

Lebensformen, Virus, bakterielle Stealth – Formen, Bio – Filme etc.

➔ http://www.xerlebnishaft.de/lebensstrukturenvergleich.pdf

Diskussion

Entstanden ist dieser Beitrag aus Not und Erfahrung und aus der Faszination, die der Autor in den Jahren zwischen 1973 und 2014 in Klinik und Praxis sammeln konnte.

Schwerpunktthemen waren von Anfang an die Arteriosklerose mit ihren Folgeerkrankungen, die Arthrose und Arthritis, das Krebsgeschehen und die psychosomatisch auffälligen Verhaltensweisen von Patienten.

Der Umgang mit schwerkranken Patienten über viele Jahrzehnte hat zu einem intensiven Literaturstudium geführt. Axel Hübner.[2] gab für den vorliegenden Beitrag die Anregung für die Darstellung des Pro und des Kontra im Einzelfall.

Die hier dargelegte Literatursammlung ist weder perfekt noch komplett.

Wir würden uns aber freuen, wenn wir einige Kolleginnen und Kollegen über leichtfertige, fahrlässige oder sogar absichtlich falsche Aussagen zu Lasten der Patienten zum Nachdenken bringen könnten.

Wir würden uns ganz besonders darüber freuen, wenn wir mit dieser Arbeit einen Beitrag zu einer ernsthaften Diskussion über das oben genannte Thema geleistet hätten.

---

[2]   Hübner A (2014) Gedanken und Fragen eines Klinikers zur Infektion mit Borrelien und Ko-Infekten. Grin Verlag. ISBN (eBook) 978-3-656-82040-6 ISBN (Buch) 978-3-656-82039-0
http://www.grin.com/de/e-book/282739/gedanken-und-fragen-eines-klinikers-zur-infektion-mit-borrelien-und-ko-infekten .

Anhang

Anhang 1

Weitere Meinungsäußerungen des Autors zu diesem Thema

PubMed Listungen
http://www.ncbi.nlm.nih.gov/pubmed?Db=pubmed&Cmd=Search&Term=%22Huisman
s+BD%22[Author]&itool=EntrezSystem2.PEntrez.Pubmed.Pubmed_ResultsPanel.Pub
med_DiscoveryPanel.Pubmed_RVAbstractPlus

Lebendigkeit - Selbstorganisation - Morphogenese: 5. Hauptsatz der Thermodynamik,
das Phanes Sound Theorem. Grin Verlag 2007 http://www.grin.com/de/e-
book/71284/lebendigkeit-selbstorganisation-morphogenese-5-hauptsatz-der-
thermodynamik

Antimikrobielle Therapie bei Patienten mit chronischer Lyme-Borreliose und anderen
chronischen Infektionskrankheiten. Grin Verlag 2007 http://www.grin.com/de/e-
book/85078/antimikrobielle-therapie-bei-patienten-mit-chronischer-lyme-borreliose

Plädoyer für den Erregernachweis bei der chronischen Lyme-Borreliose. Grin Verlag
2008 http://www.grin.com/de/e-book/86576/plaedoyer-fuer-den-erregernachweis-bei-
der-chronischen-lyme-borreliose

Langzeitbehandlung mit Antiinfektiva bei persistierender Borreliose mit Borrelien-DNA-
Nachweis durch PCR. Grin Verlag 2008 http://www.grin.com/de/e-
book/117294/langzeitbehandlung-mit-antiinfektiva-bei-persistierender-borreliose-mit

Formularsammlung und Diskussionsbeitrag zu Diagnostik und Therapie bei Patienten
mit chronischer Lyme-Borreliose und Koinfektionen Grin Verlag (2009)
http://www.grin.com/de/e-book/122218/formularsammlung-und-diskussionsbeitrag-zu-
diagnostik-und-therapie-bei

Prolonged antibiotic therapy in PCR confirmed persistent Lyme disease Grin Verlag
2011 http://www.grin.com/en/e-book/166179/prolonged-antibiotic-therapy-in-pcr-
confirmed-persistent-lyme-disease#inside

Etude rétrospective sur la maladie de Lyme. Grin Verlag 2014 http://www.grin.com/fr/e-
book/279155/etude-retrospective-sur-la-maladie-de-lyme

Antibiotika Langzeit-Therapie bei chronischer Lyme-Borreliose mit Borrelien DNA-
Nachweis durch PCR: Intensivbehandlung, Kombinationsbehandlung,
Langzeitbehandlung. Bachelor + Master Publishing 2014. ISBN-10: 3956842588
ISBN-13: 978-3956842580
http://www.diplomica-verlag.de/gesundheitswissenschaften_94/antibiotika-langzeit-
therapie-bei-chronischer-lyme-borreliose-mit-borrelien-dna-nachweis-durch-pcr-
intensivbehandlung-kombinationsbehandlung-langzeitbehandlung_159733.htm

Anhang 2

Im Faktencheck haben mitgewirkt

Labor Staber http://www.labor-staber.de/

Infectolab http://www.infectolab.de/

Deutsches Chroniker Labor http://deutsches-chroniker-labor.de/de/

Zecklab Dr. Liebisch http://www.liebisch.magix.net/public/

Dermatohistopathologie Universität Innsbruck
http://dermatologie.uki.at/page.cfm?vpath=forschung/histopathologische-forschung

Videomikroskopie http://lymerick.net/videomicroscopy.htm

Anhang 3

– Empfehlungen zu standardisierten Antibiotika-Kombinationen . [3]

Standard Antibiose Borrelien und Ko-Infektionen Stufe I
Minocyclin + Azithromycin + Artemisia annua

Standard Antibiose Borrelien und Ko-Infektionen Stufe II
Minocyclin + Azithromycin + Artemisia annua + Rifampicin (oder Cotrimoxazol)

Standard Antibiose Borrelien und Ko-Infektionen und Virusarten Stufe III
Minocyclin + Azithromycin + Artemisia annua + Delimmun

Standard Antibiose Borrelien und Ko-Infektionen bei Therapieresistenz Stufe IV
Minocyclin + Azithromycin + Artemisia annua + Metronidazol je 10 Tage, separat im Intervall
Minocyclin + Azithromycin + Artemisia annua + Levofloxazin je 10 Tage, separat im Intervall

Standard Antibiose Borrelien und Ko-Infektionen und Protozoen
Minocyclin + Azithromycin + Artemisia annua + Malarone je 10 Tage, separat im Intervall

Standard Antibiose Borrelien und Ko-Infektionen u. Überhandnehmen v.Hefen u. Pilzen
Minocyclin + Azithromycin + Artemisia annua + Fluconazol je 10 Tage separat im Intervall

Standard Antibiose Borrelien und Ko-Infektionen Akut (stationär), Kinder, Schwangere
Ceftriaxon bzw. Amoxicillin + Azithromycin + Artemisia annua

Kombinationen Übersicht http://www.xerlebnishaft.de/antibiosetherapie.pdf

Kombinationen Überblick http://www.kabilahsystems.de/antibiosetherapieplan.pdf

Begleittherapien http://www.kabilahsystems.de/kommentmedbegleittherapie.pdf

Phytotherapie http://www.xerlebnishaft.de/phytotherapie.pdf

---

[3] Jahr 2014.

Disclaimer

Nach dem Urteil vom 12. Mai 1998 - 312 O 85/98 - "Haftung für Links", Landgericht (LG) Hamburg ergeht folgende Erklärung: Die Autoren distanzieren sich vorsorglich ausdrücklich von allen Inhalten der verlinkten externen Internetseiten und machen sich diese Inhalte nicht zu Eigen. Diese Erklärung gilt für alle angebrachten Links.

Kontaktadresse:

Dr. med. Bernt-Dieter Huismans

Am Haldenberg 24, 74564 Crailsheim, Germany, Phone: +49 (0)7951 26330

Email: BHuismans@t-online.de

http://www.wwwarchiv.de/wwwarchiv/anfang/huis/seite01.htm